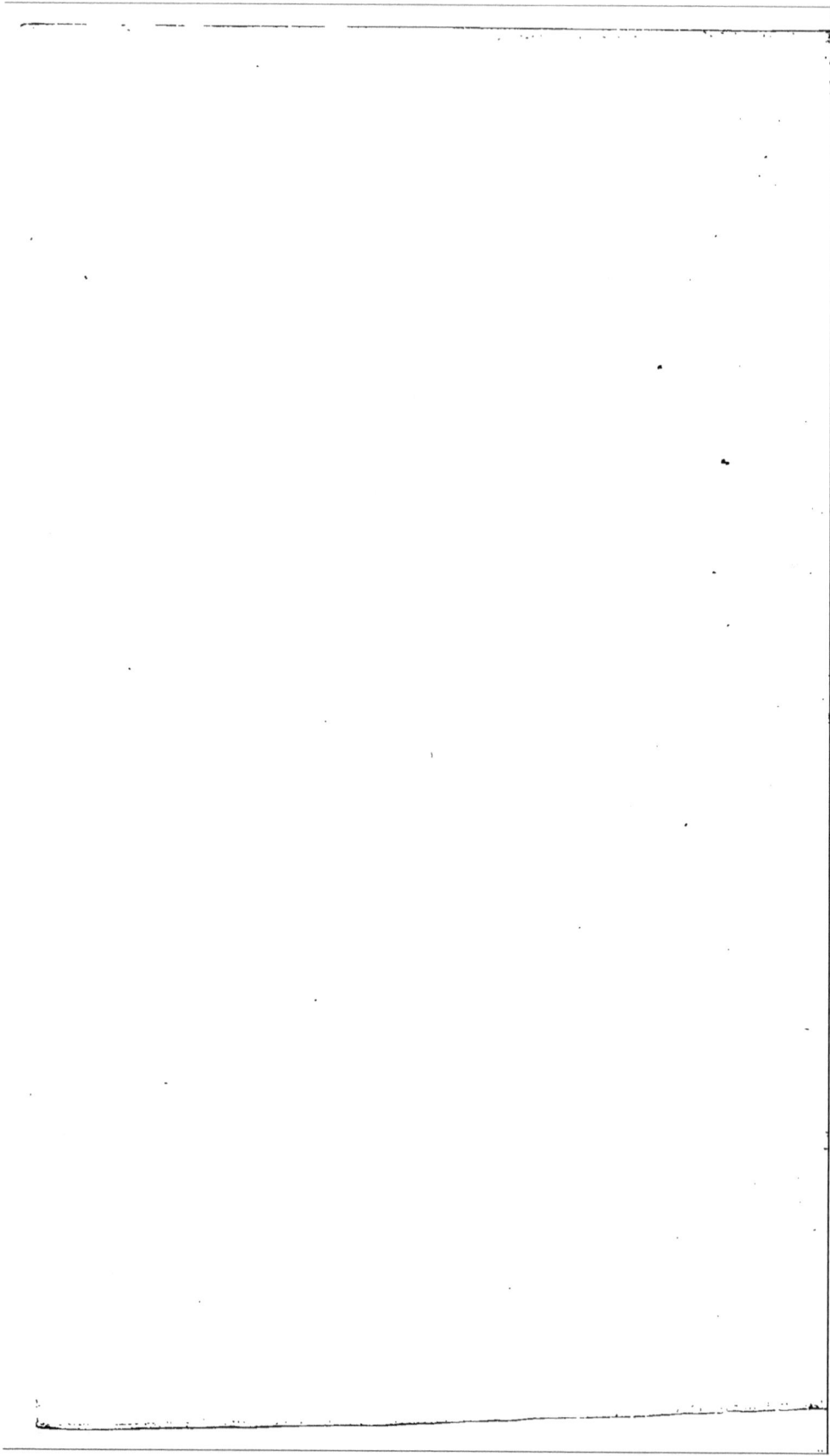

Œuvre de propagande
dédiée aux Consommateurs de bière

— ❈ —

Brasserie {

LES

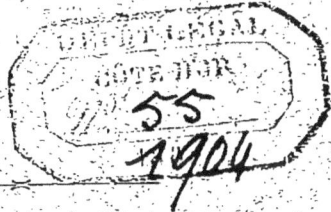

PROPRIÉTÉS DE LA BIÈRE

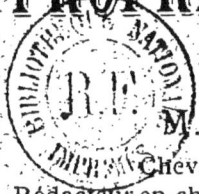

PAR

M. GAESSLER-NOIROT

Chevalier de l'ordre du Mérite Agricole
Rédacteur en chef au journal « *Le Moniteur de la Brasserie* »

AUTEUR DES BROCHURES :

1º Les Bières d'Exportation ;
2º Etude pratique du travail du Brassage

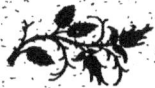

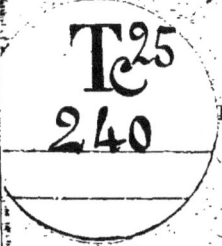

BEAUNE
IMPRIMERIE ARTHUR BATAULT
1904

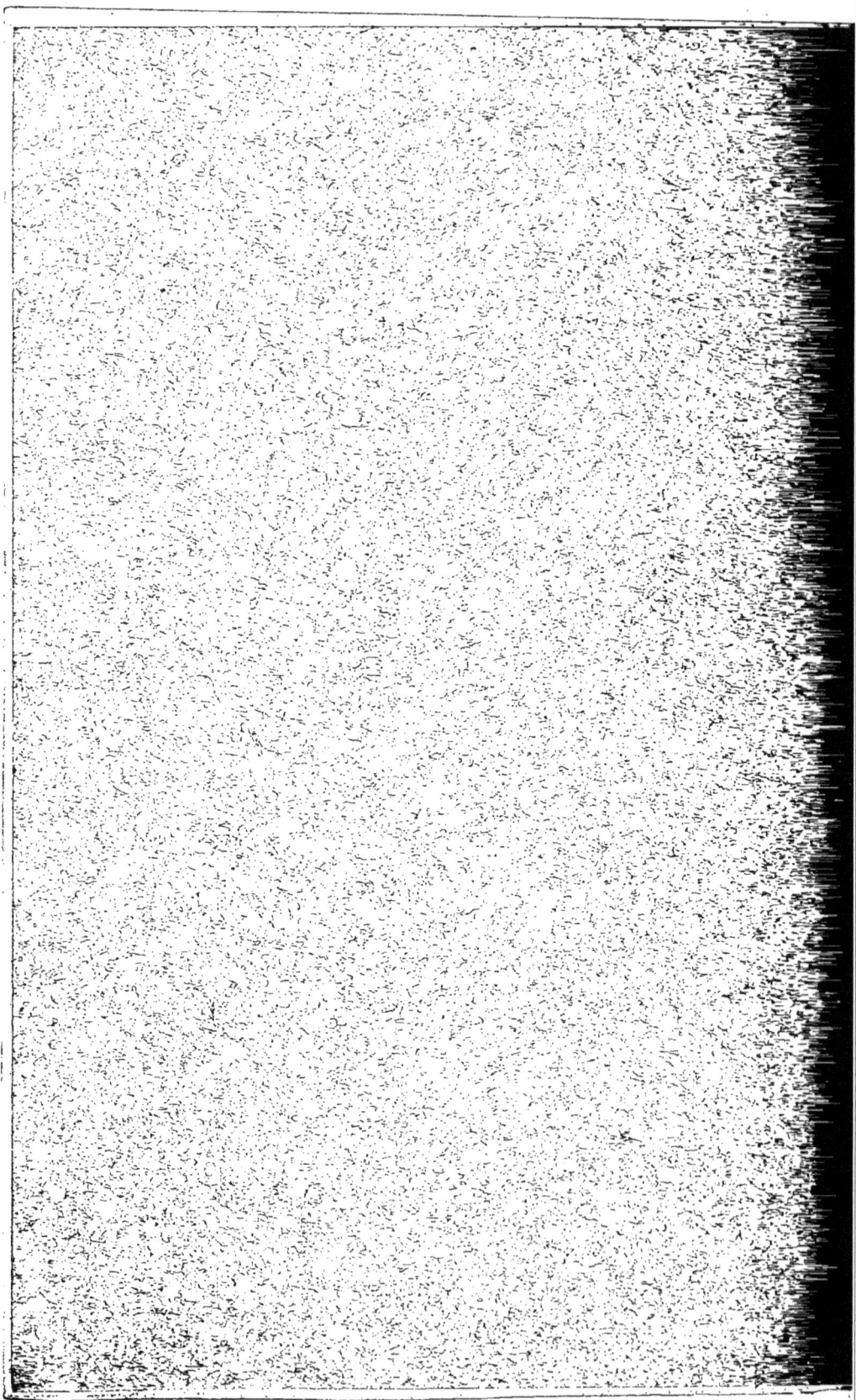

Œuvre de propagande
dédiée aux Consommateurs de bière

❋

Brasserie {

LES
PROPRIÉTÉS DE LA BIÈRE

PAR

M. GAESSLER-NOIROT

Chevalier de l'ordre du Mérite Agricole
Rédacteur en chef au journal « *Le Moniteur de la Brasserie* »

AUTEUR DES BROCHURES :

1º Les Bières d'Exportation ;
2º Etude pratique du travail du Brassage.

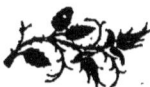

BEAUNE
IMPRIMERIE ARTHUR BATAULT
1904

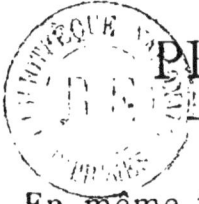

PRÉFACE

En même temps que je forme des vœux pour que cette brochure, écrite sans prétention et purement dans un but de justice et de réhabilitation d'un produit iniquement attaqué et sottement disqualifié, reçoive de tous un accueil sympathique, je demande pardon à mes chers lecteurs de rendre ici, publiquement, un hommage respectueux et affectueux à mon vieux et vénéré père, grand amateur de bière, qui, malgré ses 93 ans — il est né en 1811 — en consomme encore, avec plaisir et sans fatigue, de un à deux litres par jour.

La bière a été, durant toute sa vie, sa boisson favorite et principale, et c'est apparemment à ses grandes propriétés hygiéniques et réconfortantes qu'il doit le bonheur d'une existence aussi longue, d'une santé aussi robuste, et celui de jouir toujours de toutes ses facultés. « FORTUNATE SENEX ! ».

M. GAESSLER-NOIROT

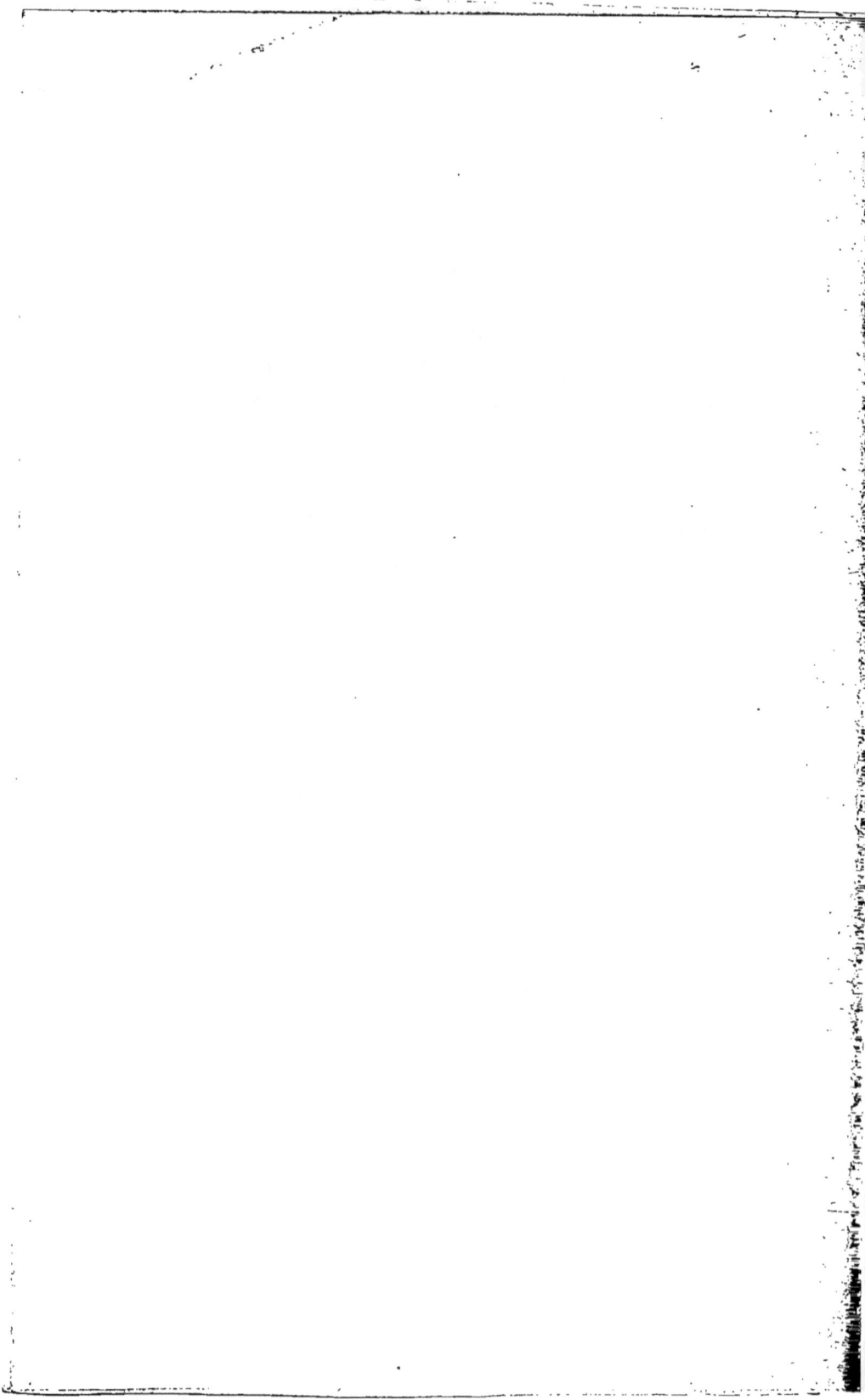

Les Propriétés
de la Bière

A entendre certains Esculapes, profes-
seurs en hygiène et médecins sans clients,
qui, sous réserve des égards que nous leur
devons, nous semblent plus gonflés de prétentions que de science, la bière, en raison
du volume d'alcool qu'elle renferme, serait
tout simplement une boisson toxique, mal-
saine, dont il faudrait, pour la santé des
consommateurs et le bien de l'humanité,
proscrire l'usage.

C'est là une théorie absurde contre laquelle il s'agit de réagir courageusement
et que nous allons essayer de détruire, en
apportant ici des arguments et des faits
sur la valeur desquels nous appelons tout
particulièrement l'attention de toutes les
personnes qui s'intéressent à la bière.

*

Dès que nous nous trouvons en présence

d'un membre militant d'une société de tempérance quelconque, d'un buveur d'eau
plus ou moins endurci et qui est presque
toujours un ennemi de la bière, il est rare
que nous ne le voyons pas faire du prosély-
tisme et chercher à rallier les autres à ses
convictions; le malheur est que s'il a à faire
à un esprit quelque peu timoré, à un être
sans jugement, à un de ceux qui sont incapables de distinguer le bon du mauvais, le
vrai du faux, il réussit parfois à faire parta-
ger son opinion et à faire croire que l'on se
porte mieux et que l'on vit plus longtemps
en buvant de l'eau plus ou moins pure, plus
ou moins contaminée, qu'en buvant de la
bière.

C'est bête, idiot, c'est tout ce que l'on
voudra, mais c'est comme ça. La logique
nous enseigne qu'un idiot trouve toujours
plus idiot que lui; et c'est, hélas! bien
vrai.

Si, au lieu de nous intéresser à la question, nous la négligions; si au lieu d'em-
poigner le mal par la racine, nous le laissions se développer; si, enfin, au lieu de
nous mettre en travers de la campagne né-
faste que mènent avec un acharnement inlas-

sable tous ces disciples de Mahomet, nous les laissions continuer tranquillement leur œuvre en nous retirant sous la tente, non seulement notre culpabilité serait grande vis-à-vis la brasserie à laquelle ces propagandistes impénitents font d'une façon absolument gratuite, un tort considérable, mais nous serions encore responsable envers la société qui, mal renseignée, trompée, délaisserait petit à petit une boisson hygiénique de premier ordre, réconfortante, rafraîchissante par excellence, pour la remplacer par l'eau ou d'autres boissons qui lui sont bien certainement inférieures et dont les conséquences sur la santé publique et le développement de la race se feraient sentir sans retard.

Voilà ce que nous ne voulons pas et c'est pourquoi nous nous dressons en face de ces ennemis de la bière et que nous engageons avec eux une lutte courtoise, mais à outrance ; nous les mettons d'ailleurs au défi d'appuyer leur théorie sur des arguments quelque peu sérieux, positifs, ou seulement qui se tiennent.

Nous ne sommes pas, que nous le sachions, des Arabes, grands buveurs d'eau,

qui cultivent leur intelligence et épuisent
leurs forces en dormant au soleil ; nous ne
sommes pas non plus des Chinois, grands
consommateurs de thé, qui passent leur
temps en contemplation devant Confucius
ou en extase devant un bocal d'opium ;
nous sommes des travailleurs, grands dé-
penseurs d'énergie et de force et avons
besoin, pour nous soutenir, de nous
réconforter continuellement. L'eau et le
thé ne nous suffisent pas, il nous faut une
boisson saine, nourrissante, reconstituante,
et la bière seule possède ces propriétés.

Est-ce que les peuples qui boivent de la
bière se portent moins bien et vivent moins
longtemps que ceux qui boivent du thé,
du café, ou simplement de l'eau ?

Il ne le semble pas. Nous avons sous les
yeux des statistiques officielles et des rapports de célébrités médicales qui prouvent
et établissent d'une façon péremptoire que
dans tous les pays à bière, il y a moins de
malades et plus de vieillards que dans
tous les autres pays. Les théories contrai-
res établies spécialement par les buveurs
d'eau et cela pour les besoins de leur cause,
sont insensées et ne méritent aucun cré-

dit. Au lieu d'enseigner, ces gens-là feraient mieux d'apprendre, ils sauraient ainsi que la bière a été de tous les temps, des temps les plus reculés de notre histoire, une boisson tonique et reconstituante.

**

Pour renseigner nos détracteurs, inconscients peut-être, nous le voulons bien, mais dangereux quand même, nous les informons que la bière a une histoire que leurs insinuations fausses et intentionnellement méchantes ne parviendront jamais à détruire. Les buveurs de bière ont des ancêtres qui se perdent dans l'antiquité. Manathos, un prêtre égyptien, qui vivait 300 ans avant Jésus-Christ, certifiait qu'on fabriquait la bière en Egypte depuis plus de mille ans. C'est probablement cette ancienneté qui a donné naissance à la légende qui attribue l'invention de la bière à Osiris, le dieu ancien des Egyptiens. — D'un autre côté, nous savons que les Grecs étaient grands amateurs de bière et que ce sont eux qui ont introduit cette boisson chez les Romains. — Tacite, qui vivait

au premier siècle de notre ère, est le premier qui a mentionné la fabrication de la
bière en Allemagne. Et ce n'est que longtemps après, au début du xiiie siècle seulement, que nous trouvons Gambrinus ou
Jean Primus, duc de Flandres, qui, d'après
les historiens, serait le même personnage.
Jean Primus ou Gambrinus n'est en aucun
cas l'inventeur de la bière; tout ce que
nous savons de lui la concernant, c'est
qu'il s'est intéressé beaucoup à la préparation de cette boisson et qu'il en a même
réglementé la fabrication.

Quand une boisson a un passé aussi
illustre que l'a la bière, comment admettre
que quelques estropiés de cervelle, quelques déséquilibrés, permettez-nous l'ex-
pression, aient la puissance d'en effacer
les traces et de détruire, par des prétentions qui ne tiennent pas debout, des
avantages reconnus et consacrés par tant
de siècles et tant de générations ? Ce n'est
pas possible.

Il est vrai que l'ancienne bière ne res-
semblait guère à celle que l'on fabrique
de nos jours. Nos anciens ayant les goûts
moins raffinés et étant moins exigeants

que nous le sommes sur ses propriétés, sa finesse et sa limpidité, se contentaient volontiers d'une boisson fermentée sans méthode, ni science, et se déclaraient satisfaits pourvu qu'elle fut fabriquée avec de l'orge ou d'autres céréales.

Si nous remontons notre histoire française, nous voyons que c'est au xiii° siècle seulement qu'il est question pour la première fois de l'emploi du malt (1) et du houblon dans la fabrication de la bière. Cette fabrication fit, sous Louis IX, l'objet d'une législation spéciale qui réglementait l'installation des brasseries et la fabrication de la bière ; ainsi cette législation, mettait déjà la brasserie sous le contrôle de l'Etat et fit de cette industrie une profession d'une importance relativement considérable pour cette époque.

Un siècle plus tard, au xiv°, la brasserie prenait un développement étonnant ; les moines se firent brasseurs et fondèrent des établissements dans lesquels ils se livrèrent à la fabrication en grand ; ils produisirent, grâce aux soins qu'ils apportaient à la

(1) Orge germée et touraillée.

fabrication et aux moyens d'action dont ils disposaient, une bière qui obtint une réputation qui dura fort longtemps et qui persiste même encore dans certains centres.

Au siècle suivant, au xve, la brasserie se développa dans toute l'Europe ; mais c'est en Allemagne et en Angleterre qu'elle prit une extension véritable et rapide. En France le développement se fit un peu plus lentement, surtout dans nos régions du Midi et de l'Ouest, où les consommateurs se montraient quelque peu rébarbatifs et préféraient à la bière, le vin et le cidre.

En Allemagne et en Angleterre la brasserie a été pour ainsi dire monopolisée au début ; des privilèges furent concédés à la noblesse et à l'Etat. Quant aux Etats-Unis, la consommation de la bière y remonte à leur découverte.

Pendant le cours du xixe siècle, la bière s'est implantée partout ; elle est devenue la boisson favorite de tous ceux qui eurent quelque souci de leur santé ; elle figurait aussi bien et aussi dignement sur la table du riche que sur celle du pauvre ; elle avait ses entrées dans les palais et dans les chaumières, elle fut appréciée par tous les connaisseurs et j'imagine que les buveurs d'eau ne parviendront jamais à la déclasser.

Il est une prétention assez accréditée parmi les consommateurs, quoique foncièrement erronée, qui veut que la bière allemande soit supérieure à la bière française ou à la bière belge : la vérité est que l'on fabrique de la bonne et de la mauvaise bière partout ; la bonne fabrication n'étant plus un secret pour personne, aucune nation ne saura en revendiquer le privilège. Rien ne s'oppose, absolument rien, à ce que l'on fabrique aussi bien à Paris qu'à Munich, à Bruxelles qu'à Berlin. Nous avons bu de la très bonne bière allemande, de l'excellente bière belge, de la délicieuse bière française ; mais nous avons également eu l'occasion de déguster des bières inférieures fabriquées dans ces pays. La préférence en faveur des bières allemandes n'est pas du tout justifiée ; cette préférence constitue un engouement dont souffrent nos industriels et qu'il convient de dénoncer hautement afin que les consommateurs n'en soient plus dupes.

*
* *

Nous disons que la fabrication de la bière n'est plus un secret, et nous affirmons que l'on peut faire très bien partout, il suffit pour cela de posséder les connaissances érudites de l'art de la fabrication, ce qui est assez facile avec les usines modèles et les instituts de brasserie qui existent et fonctionnent aussi bien en France, en Belgique qu'en Allemagne ; il suffit encore d'avoir un bon outillage et d'employer de bonnes matières premières. Cependant, nous admettons qu'il est des circonstances où le brasseur n'est pas toujours libre de sa fabrication et où il doit nécessairement donner satisfaction au goût du consommateur qui est souvent particulier à un pays, à une région; ainsi, la bière du Nord ne ressemble pas beaucoup à celle du Midi et de l'Est, l'une est fabriquée par la fermentation haute et l'autre par la fermentation basse, les deux ont leurs partisans et leurs propriétés.

Si nos houblons français et belges ne valent pas toujours en qualité les houblons allemands et autrichiens, la brasserie a toute faculté de se procurer les crûs qui ont sa préférence ; nous avons par contre des orges, notamment celles de la Champagne et de l'Auvergne, qui sont aussi fines et aussi riches que celles que produisent l'Allemagne et l'Autriche et qui, grâce aux sacrifices et au dévouement qu'apportent les syndicats des brasseurs à la sélection des semences et aux procédés de culture, seront bientôt, espérons-le, supérieures à ces dernières.

Afin que le brasseur puisse se procurer les matières premières, soit houblon, soit autre, dont il a besoin et qu'il doit forcément demander à l'étranger, il ne faudrait pas que les gouvernants continuassent à les frapper d'un droit de douane souvent prohibitif. En persévérant dans cette voie, on arriverait fatalement à un résultat opposé à celui que l'on cherche à atteindre, on faciliterait l'importation des produits fabriqués à l'étranger, on porterait atteinte à la prospérité de l'industrie nationale, et, au lieu de protéger la production, on arrêterait son développement.

Nos gouvernants qui se couvrent volontiers du drapeau du progrès et de la liberté pour faire quelquefois de la politique économique rétrograde, devraient pour-

tant savoir que le brasseur est absolument
tenu ,s'il veut soutenir la lutte commerciale
que lui livrent des industriels plus favori-
sés, d'employer les matières premières
qui sont susceptibles de lui donner des
produits demandés par le consommateur
et fabriqués à l'étranger; or, imposer ces
matières premières d'une taxe qui en élève
arbitrairément le prix de revient, c'est à
peu près les proscrire et c'est mettre l'in-
dustriel dans un état d'infériorité vis-à-vis
de son concurrent étranger.

Si nous n'étions pas indulgents, nous
pourrions objecter que nos assemblées
gouvernementales lorsqu'elles font des lois
qui, par des mesures douanières, entra-
vent la libre production, s'entendent en
économie politique à peu près comme un
singe en algèbre; mais nous montrant
conciliants, accomodants, nous nous con-
tentons de faire respectueusement observer à nos législateurs que leur conduite et
leurs travaux sont très souvent en opposi-
tion directe avec la richesse et la prospérité du pays qu'ils sont chargés de repré-
senter et d'administrer; nous ajoutons
même que leur manière de faire ressemble

fréquemment à celle de Gribouille qui, pour ne pas se laisser mouiller par la pluie, se jeta à l'eau jusqu'au cou ; c'est ainsi que, pour faire prospérer la brasserie, ils font tout ce qu'ils peuvent pour lui tordre le cou.

Il est connu qu'en France, la consommation de la bière est plus capricieuse et moins régulière qu'en Allemagne, qu'en Autriche, qu'en Angleterre et même qu'en Belgique ; si, en France, on boit volontiers des bocks en été lorsqu'il fait chaud, on en boit par contre très peu en hiver et en automne lorsqu'il fait froid ou qu'il pleut ; en raison de cet inconvénient, il faut que les brasseurs français surveillent mieux leur fabrication de manière à produire une bière irréprochable, d'une conservation longue et assurée ; il faut donc les encourager et les protéger, au lieu de leur tomber dessus et de les pressurer.

***

. Dans l'intention d'augmenter la durée de la conservation, le brasseur remplace quelquefois une partie de malt par une portion de riz ou de maïs ; de cette façon, il diminue la proportion de glutine dont l'excès dans une bière fermentée n'est pas sans danger ; cependant, et nous nous permettons d'insister sur ce point, il ne faut pas, si l'on veut conserver à la bière ses propriétés, toutes ses propriétés, procéder sans discernement et substituer le riz ou le maïs au malt dans des proportions trop considérables, il faut, au contraire, travailler avec méthode, car le malt doit rester toujours la principale matière première dans la fabrication de la bière. C'est pourquoi nous avons toujours estimé qu'une proportion de 10 à 15 p. c. de riz ou de maïs est largement suffisante dans un travail rationnel et que cette proportion ne doit être dépassée sous aucun prétexte.

Des autorités brassicoles déclarent que l'on devrait, dans l'intérêt de la bonne fabrication et dans celui de la bonne renommée de la brasserie nationale, réglementer législativement la proportion de grains crus (1) à employer dans la fabrication ; c'est là une intention qui peut parfaitement se justifier, mais que nous ne par-

---

(1) Riz ou maïs.

tageons pas; nous ne voyons nullement les raisons qui prêchent en faveur d'une telle réglementation, estimant que nous avons déjà assez à faire avec l'administration des contributions indirectes, sans compliquer encore nos rapports avec elle.

Il serait cependant dangereux de laisser s'accréditer une opinion qui voudrait faire croire aux consommateurs que le riz ou le maïs qui, dans l'alimentation journalière, jouent un rôle justement apprécié, soient des matières premières nuisibles lorsqu'elles entrent dans la fabrication de la bière. Il n'en est absolument rien et nous nous élevons énergiquement contre des prétentions aussi fausses.

Nous dirons aux consommateurs qui ignorent les principes élémentaires de la fabrication de la bière, que les matières amylacées du riz et du maïs suivent la même filière que les matières amylacées du malt; elles se transforment d'abord en maltose et en dextrine et ensuite en gaz carbonique et en alcool, avec cette réserve cependant que le goût et le caractère de la bière se trouvent modifiés et cela en raison de la composition chimique qui n'est pas

la même dans ces matières premières. Par
suite de cette différence de composition
chimique, il peut en résulter des inconvé-
nients contre lesquels il est utile de mettre
le brasseur en garde, mais dont le consommateur n'a à souffrir en aucune façon
au point de vue digestif et hygiénique.

En dehors du riz et du maïs, il entre
également dans la fabrication de la bière,
plutôt dans la fabrication de certaines bières, dans celles de qualité ordinaire, mais
dans des proportions bien moindres que
du riz ou du maïs, des sucres et des glucoses de maïs ou de pomme de terre. Si
ces sucres et glucoses sont de bonne fabrication, c'est-à-dire s'ils sont purs, ils
n'offrent aucun danger.

Nous savons que le sucre et les glucoses
sont employés journellement et dans de
grandes proportions à la préparation de
beaucoup de médicaments, d'aliments ou
de boissons très appréciées par le consommateur ; or, ces matières ne sont pas plus
nuisibles dans la bière qu'elles le sont dans
les médicaments, aliments ou boissons, il
serait donc injuste de leur attribuer une

action dangereuse quelconque sur la santé du consommateur.

Le sucre et les glucoses n'ayant pas les mêmes propriétés que le maltose et la dextrine qui proviennent de la transformation des matières amylacées du malt, la bière fabriquée avec ces matières n'a pas les mêmes qualités, la même saveur que celle fabriquée avec du malt pur, même que celle fabriquée avec du malt, du riz ou du maïs par parties.

Une autre preuve que ces succédanés au malt ne sont en aucun cas dangereux, c'est que les bières anglaises, l'Ale et le Porter, dans la fabrication desquels il entre une grande proportion de ces matières, sont très goûtées, ont des amateurs sérieux et sont considérées comme ayant des propriétés hygiéniques très recommandables.

Quant à certaines bières blanches fabriquées avec du malt d'orge et du malt de froment, mais dont les espèces variées se font de plus en plus rares, et qui doivent leurs propriétés et leurs qualités particulières précisément à l'emploi de ces matières, il n'est pas possible d'admettre non plus qu'elles sont moins saines que les autres bières.

En somme, toutes les bières, quelle que soit leur provenance et quel que soit leur genre de fabrication, sont des boissons possédant, à des degrés différents, des propriétés hygiéniques, rafraîchissantes, toniques et reconstituantes au premier degré.

Il est donc établi, quoiqu'en pensent et en disent les détracteurs entêtés de notre boisson, que la bière est fabriquée exclusivement avec des matières premières qui constituent des produits alimentaires de premier ordre, et, quoique ces produits subissent pendant la fabrication et la fermentation des transformations partielles ou complètes, il n'est pas moins exact que les propriétés hygiéniques et nutritives qui en font la valeur, ne sont en aucune façon altérées ; elles sont, au contraire, augmentées dans certaines proportions. L'augmentation de la valeur nutritive provient surtout de la transformation que subissent les corps albuminoïdes dont les propriétés alimentaires sont largement établies, attendu que dans les matières

premières, une partie des substances albumineuses sont à l'état insoluble, et, par
conséquent, sans effet dans l'alimentation,
tandis que, en raison des transformations
auxquelles elles sont soumises pendant le
travail de la fabrication de la bière, elles
sont rendues solubles et assimilables.

L'importance de l'assimilation des substances dans notre régime alimentaire a
été étudiée et démontrée d'une façon claire
et indiscutable par un très grand nombre
de nos savants spécialistes. Nous savons
par eux que l'amidon des céréales, des
pommes de terre, etc., dont nous faisons
une si grande consommation, n'a aucune
valeur nutritive par lui-même. Introduit
dans l'estomac du consommateur, et mis
en contact avec un ferment, un principe
saccharifiant, « enzyme », il se décompose
en sucre soluble et diffusable, ce qui lui
donne ses propriétés nutritives. Il en est
de même de la viande, composée en grande
partie de corps albumineux insolubles et
transformés en substance nutritive, diges-
tive, grâce à la peptonisation provoquée
par une sécrétion de glaires provenant des
muqueuses de l'estomac.

Et bien, les transformations auxquelles les matières amylacées sont soumises dans l'estomac du consommateur pendant la digestion, se manifestent déjà en brasserie pendant le touraillage du malt et pendant le travail en cuve-matière ; ces transformations sont dues à l'énergie de la diastase et des peptases fournies par le malt.

Tous les brasseurs, ainsi que les personnes initiées à la fabrication de la bière, n'ignorent pas le rôle que joue la diastase dans le travail de la préparation de la bière et l'action qu'elle possède sur les matières amylacées du malt et sur celles de ses succédanés qu'elle transforme en sucre et en dextrine.

Lorsque le brasseur possède bien son travail, qu'il est à la hauteur de son art, il règle l'action de la diastase selon le genre de bière qu'il entend fabriquer, en augmentant ou en diminuant le volume de sucre ou celui de la dextrine, car les propriétés d'une bière dépendent beaucoup de ce rapport du sucre au non sucre, c'est-à-dire du maltose à la dextrine. Ce rapport est modifié principalement par la différence de la température du touraillage, par la méthode de brassage et par la température de saccharification. Nous nous permettons de rappeler ici que les proportions de maltose et de dextrine qui existent dans un moût changent considérablement le caractère de la bière ; ces proportions déterminent un moëlleux plus ou moins accentué, une conservation plus ou moins assurée.

Tandis que la diastase décompose les matières amylacées du malt, les peptases peptonisent les matières albumineuses qui servent de nourriture à la levure. Il se produit ainsi, pendant le travail de la fabrication, une véritable évolution chimique et scientifique dont l'importance n'échappe à personne et dont l'influence est très caractéristique sur le cachet de la bière.

Ces extractions et transformations diverses ne sont pas les seules que nous ayons à enregistrer, il s'en produit encore d'autres qui, quoique d'une importance moins immédiate, ne jouent pas moins un rôle actif et qu'il serait imprudent de négliger.

Nous extrayons également du malt pendant le brassage, de l'acide phosphorique, des substances colorantes et différents principes divers dont nous retrouvons les proportions et les traces à l'analyse. Ces substances et principes sont des facteurs qui influent sur la qualité de la bière, en augmentant ou en diminuant ses propriétés.

Peut-être nos acharnés adversaires, toujours disposés à chercher la petite bête, pas celle qui travaille leur cerveau fêlé, tendront-ils à se servir des informations qui précèdent pour accuser la bière de nouveaux méfaits imaginaires; avec des gens de ce calibre, il faut se tenir continuellement sur ses gardes. Si une pareille prétention devait se produire, nous répondrions que si les substances et principes dont nous venons de signaler la présence dans la bière, ne possèdent pas tous une égale valeur alimentaire, s'ils ne sont pas précieux au même titre, on ne peut pas objecter qu'ils exercent une action nuisible quelconque sur l'organisme du consommateur; s'ils ne sont pas tous utiles, ils sont en tous cas inoffensifs, absolument inoffensifs.

Si nous passons à présent en revue la fabrication proprement dite, nous voyons que pour favoriser une extraction absolue

des matières amylacées du malt, le brasseur se trouve dans l'obligation de le
délayer, préalablement concassé, c'est-à-
dire réduit en farine grossière, dans un
volume d'eau suffisamment élevé. A la
suite de l'extraction s'opère la saccharification ou la transformation des matières
extraites en maltose et en dextrine; ensuite,
se font les trempes de lavages qui ont pour
but d'éliminer les principes utiles attachés
aux drèches. Il résulte de ces diverses ma-
nipulations que lorsque le produit de toutes
les trempes se trouve réuni en chaudière
de cuisson, la densité de l'ensemble accuse
à peine 6°, 8° ou 9° degrés. Dans la pratique
cette densité est trop faible ; il s'agit alors
de l'élever, en concentrant le moût au
moyen de la cuisson.

Dans nos pays, la densité courante est de
9° à 14° pour 100 : 9° à 11° pour les bières
courantes, 11° à 14° pour les bières supérieures. Quelques bières d'exportation
vont même jusqu'à 15° pour 100; il n'y a
guère que les fortes bières anglaises qui
dépassent cette densité. Ainsi que nous
venons de le dire, la concentration du

moût est obtenue par évaporation pendant la cuisson.

En même temps que la concentration, la cuisson du moût a encore pour objet la coagulation des matières albuminoïdes dont la présence en excès offre un danger pour la clarification et la conservation de la bière. En outre, c'est pendant la cuisson qu'a lieu l'extraction des principes du houblon qui saturent le moût de ses huiles essentielles en communiquant à la bière cette amertume agréable et recherchée par les connaisseurs et les gourmets. Ces extraits de houblon donnent également les propriétés de conservation auxquelles le brasseur tient considérablement et dont la valeur n'échappe à aucun connaisseur.

Nous ne supposons pas que pendant ce travail il se produise quelque phénomène qui puisse nuire à la qualité du produit et rendre la bière suspecte à qui que ce soit.

Dès que la cuisson est terminée, le moût concentré est refroidi et mis en fermentation.

Le but de la fermentation consiste à transformer le sucre-maltose en alcool et en acide carbonique; c'est la levure que l'on ajoute au moût refroidi qui est l'agent transformateur.

Indépendamment de la transformation du sucre-maltose, il se produit encore, pendant la fermentation, une combinaison entre les matières albuminoïdes insolubilisées et les résines de houblon qui ont abandonné leurs propriétés ; ainsi combinées, les matières albuminoïdes insolubilisées et les résines de houblon se fixent à la surface du moût ou s'échappent du tonneau où la bière est mise en fermentation ; elles se trouvent alors éliminées du produit.

Il est bien entendu, ainsi que nous l'avons déjà fait remarquer, que les matières albuminoïdes solubilisées sont conservées pour servir à la reconstitution de la levure.

Ce sont les conséquences de la fermentation qui servent d'argument principal aux adversaires de la bière et qui leur fournissent les armes pour combattre notre produit, à cause de la proportion d'alcool qu'elle renferme et à laquelle ils attribuent tous les dangers.

En présence de l'activité de la campagne à laquelle se livrent ces ennemis, nous dirons que l'accusation qu'ils formulent et les griefs qu'ils mettent en évidence contre l'alcool que la bière renferme sont de pure fantaisie et que leurs arguments portent à faux et sont sans fondement.

De toutes les boissons fermentées, le vin, le cidre, le poiré, c'est la bière qui incontestablement contient la plus faible dose d'alcool. Alors que la moyenne d'alcool est de 8 à 12 p. c. dans le vin et que cette moyenne est à peu de chose près celle que nous observons dans le cidre et le poiré naturels, c'est-à-dire non allongés d'eau, la moyenne dans la bière n'est que de 3 p.c. Le vin, le cidre et le poiré sont donc trois à quatre fois plus alcoolisés, j'entends naturellement alcoolisés, que la bière ; par conséquent, si, au lieu de bière, le consommateur boit du vin, du cidre ou du poiré, il en résulte que, pour un égal volume de liquide, il absorbe trois à quatre fois plus d'alcool.

Est-ce que, même en raison du volume d'alcool que contiennent le vin, le cidre et le poiré, ces boissons fermentées constituent un breuvage dangereux pour la santé publique ?

Jamais ! si ces boissons sont consommées dans des proportions normales et raisonnables. Assurément, tous les excès sont mauvais, même ceux des choses les meilleures et les plus saines.

Si la consommation rationnelle du vin était dangereuse, il faudrait détruire nos beaux et riches vignobles et creuser à leur place des puits, de manière à fournir l'eau devant remplacer le vin dans l'alimentation. Nous n'en sommes heureusement pas encore là.

Et puis, les médecins les plus autorisés, les plus célèbres, n'ordonnent-ils pas le vin, le vin naturel, et la bière aux malades affaiblis par le travail ?

Eh bien, si le vin, avec une proportion d'alcool de 10 p. c., ne présente aucun danger et constitue pour ainsi dire un médicament recherché, précieux, comment admettre que la bière, dont la teneur en alcool n'est que de 3 p. c., soit nuisible à la santé ?

Allons donc ! les adversaires de la bière sont d'effrontés blagueurs, de grands farceurs, de vulgaires plumigères, enflant leur voix et se juchant sur leurs ergots pour, d'une voix aigre, claironner leur cri d'alarme; tous ces bipèdes ont l'esprit aussi mal équilibré que leurs théories.

Il est temps enfin de faire justice des calomnies bêtement propagées et de confondre une bonne fois ces malfaiteurs, que nous considérons excessivement dangereux sous tous les rapports, aussi bien pour la santé que pour la richesse et l'existence des peuples.

Notre conduite à l'égard de nos adversaires est hautement justifiée, elle est imposée par la campagne éhontée qu'ils mènent; nous avons la conviction que ni les matières premières employées à la fabrication de la bière, ni les diverses opérations que comportent la fabrication et la fermentation, ni la composition chimique finale du produit, ne présentent, en aucun moment, le plus petit danger pour la santé du consommateur.

On nous fera peut-être observer que le houblon qui entre dans la fabrication de la bière ne constitue pas précisément une substance alimentaire. C'est vrai! Mais si le houblon n'a pas les mêmes propriétés que possède le malt, il ne faut pas oublier qu'il a une influence heureuse sur notre organisme en raison de certains alcaloïdes qu'il possède et qui, comme tous les alcaloïdes en général, impriment une action favorable sur notre système nerveux. Le houblon aide, en outre, à la conservation et transmet le parfum si précieux dans la bière.

Nous ne quitterons pas la question de l'alcool, qui est le grand cheval de bataille des ennemis de la bière, sans leur dire que si notre opinion sur la non toxicité de l'alcool contenu dans la bière était une opinion personnelle, si cette opinion n'était pas partagée par d'autres, par de plus autorisés que nous, on pourrait au besoin lui accorder un crédit discutable et même la considérer comme suspecte. Heureusement, il n'en est pas ainsi. Notre opinion correspond exactement à celle de nos célébrités les plus marquantes, dont la valeur scientifique est la moins contestée. Parmi nos savants internationaux, nous voyons en première ligne Duclaux, le digne successeur de notre immortel Pasteur, et ensuite Neumann, Rosemann, affirmer de la façon la plus catégorique, la plus énergi que, que la faible dose d'alcool que contient la bière ne peut, en aucune façon, être considérée comme exerçant une action nuisible sur le tempérament du consommateur ; ils ajoutent que la proportion d'alcool dans la bière est une substance utile pour le consommateur. — Les docteurs avantageusement connus dans le monde scientifique, Laurent, Bischoff et autres, professent la même opinion et partagent les mêmes sentiments ; ils sont même plus catégoriques, ils déclarent formellement que la dose d'alcool que la bière renferme est même précieuse, parce que cet alcool, en s'oxydant dans le corps du consommateur, fournit aux différents organes une chaleur, une énergie, une force vitale des plus satisfaisantes ; ils ajoutent, enfin, que si l'on enlevait l'alcool de la bière, on enlèverait, par le même fait, une grande partie de ses propriétés utiles et digestives et elle ne serait plus qu'une boisson plus ou moins hygiénique, plus ou moins digeste.

L'alcool n'agit sans doute pas comme agit une substance alimentaire ; cela n'empêche qu'il constitue un stimulant très

actif, dont les effets se répercutent immé-
diatement sur tout notre organisme ; et
c'est précisément en raison de l'action sti-
mulante de l'alcool sur notre système nerveux que ce produit ne doit être consommé
qu'en petite quantité et surtout fortement
dilué, ainsi que nous le trouvons dans la
bière.

Nous pourrions encore, si nous le vou-
lions, citer beaucoup d'autres témoignages
qui viendraient à l'appui de notre opinion,
mais nous ne voulons pas étendre inutile-
ment notre démonstration par des citations
nombreuses qui n'ajouteraient rien de plus
à notre argumentation ; nous dirons, cependant, que le spécialiste Ott, qui s'est
livré à une étude complète sur l'action de
l'alcool, proclame bien haut les propriétés
de l'alcool très dilué, en cas de fièvre ;
nous ajouterons également que le professeur Mathews écrit ce qui suit dans son
ouvrage célèbre sur la question : « L'alcool,
tel que nous le trouvons dans le vin et
dans la bière, constitue un véritable aliment et doit être recommandé aux esto-
macs paresseux. A ma connaissance, un
grand nombre de malades ont recouvré la

santé en faisant un usage raisonnable de ces boissons. »

Pour répondre à des affirmations formulées par le Congrès antialcoolique qui s'est tenu récemment à Paris et dont l'alcool et les boissons fermentées ont fait tous les frais, voici un extrait d'un article que nous avons publié dernièrement dans le « Moniteur de la Brasserie » à ce sujet :

« La campagne que poursuivent depuis quelques années les ennemis de l'alcool, est des plus suggestives ; on a commencé par réclamer, maintenant on fulmine ; au début, on a donné l'alarme en sonnant la petite cloche, à présent on ne cesse de faire tinter le bourdon. Il faut croire que le danger est devenu d'une gravité positivement inquiétante.

« A entendre ces disciples d'un nouveau régime, le fléau de l'alcoolisme prend une intensité telle qu'il dépasse tous les maux dont souffre notre frêle humanité. Nous ne pouvons plus boire quoi que ce soit sans nous empoisonner et nous exposer à finir nos jours sur un lit d'hôpital de tuberculeux ou dans une maison de fous. Vous avouerez que la perspective n'est guère réjouissante. Ne vous semble-t-il pas que tous ces antialcoolistes sont quelque peu des prophètes de malheur et qu'ils deviennent singulièrement encombrants ?

» De grâce, clament-ils à tous les échos, cessez de vous intoxiquer avec ces affreuses mixtures qui sont d'autant plus dangereuses qu'elles vous flattent plus le palais, et que vous vous ingurgitez sous la forme d'alcool, d'apéritif, de cidre, de vin, et de bière. En ne pas vous corrigeant de votre détestable habitude, nous vous prédisons tous les malheurs : vous abrégerez vos jours, vous empoisonnerez la vie de vos enfants, vous deviendrez criminel, vous contribuerez à la dégénérescence de la race, vous vous abrutirez et vous retournerez à l'état sauvage.

» Voilà de quoi faire ouvrir les oreilles et faire dresser les cheveux sur la tête, même de ceux qui n'en n'ont plus, — pas de tête, mais de cheveux —.

» Les membres nombreux, plus ou moins qualifiés, de nos sévères sociétés de tempérance accomodent tout à la même sauce et fourrent tout dans le même sac ; ils produisent ainsi une espèce de salade russe qui dégoûte même ceux qui ont le cœur le plus solide et la santé la plus robuste.

» « Qui veut trop prouver, ne prouve rien », dit un vieux proverbe ; et ce proverbe s'applique admirablement à nos sociétés de tempérance ; cela leur va comme un gant.

» A vouloir charger de tous les péchés d'Israël, le cidre, le vin, la bière et les mettre au même rang que l'alcool et les apéritifs, ils commettent la plus ridicule des sottises et sont aussi sérieux que le serait un médecin qui mettrait son malade à la diète, tout en lui prescrivant un régime alimentaire substantiel.

» Comme on boit depuis longtemps du vin et de la bière et que nos anciens ne regimbaient même pas devant un petit verre de bonne eau-de-vie qu'ils prenaient volontiers après le repas, sans que cela ait empêché le moins du monde la terre de tourner autour de son axe, les rivières à suivre leurs cours et nos pères de vivre aussi longtemps, peut-être plus longtemps que nous, nous ne sommes pas, heureusement pour nous, autrement tourmentés des cris lugubres de nos féroces antialcoolistes.

» Mes aimables lecteurs qui, comme moi, du reste, doivent se trouver, depuis le temps qu'ils boivent cette maudite boisson alcoolique qu'ils fabriquent, la bière, dans un état d'intoxication sensiblement avancé, et qui, malgré cela, peut-être à cause de cela, ne s'en portent pas plus mal, ont dû apprendre par la lecture des journaux politiques qui assurément doivent s'y connaître, qu'un grand congrès antialcoolique présidé tour à tour par nos plus illustres hommes d'Etat, ce qui démontre bien que ce n'était pas une réunion dénuée d'apparat, s'est tenu ces jours derniers à Paris et qu'on y a fermement délibéré sur les effets malfaisants des boissons alcooliques et sur les mesures à prendre pour soustraire cette pauvre humanité aux conséquences néfastes d'une passion qui la dévore.

» Vous admettrez bien avec moi que dans un congrès de ce genre, si noblement présidé, on a dû dire de belles et bonnes choses ; malheureusement, si on y a dit quelques vérités, on n'y a pas mal divagué non plus et finalement, sans être irrespectueux envers nos célèbres congressistes, je dirai que c'est la montagne qui a accouché d'une souris.

» Et pourquoi, pourriez-vous me demander, des hommes aussi savants, aussi bien renseignés, sont-ils incapables d'arrêter un mal qu'ils sentent si bien et qu'ils touchent pour ainsi dire du doigt ?

» Oh ! c'est bien simple : c'est parce qu'ils s'ingénient à mettre la pièce à côté du trou.

» Pour être efficace, le remède serait de défendre radicalement la production de l'alcool, d'interdire la fabrication des apéritifs, de supprimer les planteurs de pommiers, d'arracher les vignobles, de pendre les débitants et de fourrer tous les brasseurs au bloc ; ne confondez pas avec le bloc ministériel, je vous prie.

» En dehors de ce remède que je viens d'indiquer et pour lequel je revendique la paternité, il n'y a pas, croyez-le bien, de salut complet. Je porte respectueusement mon idée à la connaissance de nos congressistes et les invite poliment à en faire de suite l'application.

» Si le mal est aussi sérieux qu'ils le proclament par dessus tous les toits, il n'y

a pas d'hésitation possible, il faut agir avec
précipitation et d'un vigoureux coup de
scalpel en extirper le mal et tous ses germes.

» Mais si nos antialcoolistes reniflent
sur mon procédé, s'ils ont des velléités de
recul, si, en un mot, ils renoncent à recou-
rir aux moyens énergiques dont je viens
d'exposer la valeur et l'économie, je me
considèrerais autorisé à leur dire qu'ils font
plus de bruit que de besogne, qu'ils souffrent du prurit de la réclame et de la dif-
famation, qu'ils lancent des calomnies à
tort et à travers sans trop savoir pourquoi,
et qu'ils voient les choses tellement gros-
sies, qu'il leur arrive de prendre le nez de
leur voisin pour la tour Eiffel.

» Il n'y a pas de milieu. Ou toutes les
boissons distillées et fermentées sont dangereuses, et alors nous demandons avec
les antialcoolistes leur disparition absolue
et complète ; ou toutes les boissons distillées et fermentées ne sont pas dangereuses ;
mais alors, nous leur ferons observer que
les microbes et autres matières étrangères
renfermés dans l'eau qu'ils ont pu boire
depuis qu'ils font la guerre aux autres

boissons, ont exercé une telle action dévas-
tatrice sur leur organisme et sur leur cerveau que leur intellect s'en trouve atro-
phié, ce qui les rend irresponsables de
leurs actes.

» J'ai la fantaisie de les enfermer dans
ce dilemme et je leur défends, à moins qu'ils
s'échappent par une tangente cachée, d'en
sortir autrement que par l'issue que je viens
de désigner.

» Aussi longtemps que nos sociétés de
tempérance ont combattu l'alcool, nous
nous plaisions à leur côté, nous combattions
en leur compagnie; mais depuis qu'elles
ont entrepris le dénigrement de nos boissons fermentées, principalement de la bière,
il s'est creusé entre elles et nous un fossé
qui est devenu infranchissable et lequel ne
se comblera que le jour où elles revien-
dront à des notions plus saines et plus
justes. »

Voilà l'impression que nous font ces sociétés de tempérance composées en grande
partie d'esprits bizarres autant que malfaisants.

Nous nous tenons pour l'instant à ces
affirmations, les considérant suffisantes

pour éclairer les consommateurs sur les dangers présumés de l'alcool dans la bière.

Au moment où la bière est prête à être livrée à la consommation, la maltose, la dextrine et les matières albuminoïdes, en partie convertis et transformés, s'y trouvent, par conséquent, sous un volume beaucoup plus faible que dans le moût ou dans la bière en fermentation. Vogt dit que dans deux litres de bonne bière on constate la présence d'un tiers de principes hydratés qui composent une nourriture excellente pour le consommateur. D'un autre côté, un professeur américain, du nom de Gaertner, qui a publié un traité sur l'hygiène, lequel fait autorité dans ce pays, déclare et prouve qu'un litre de bière remplace 150 grammes de pain comme valeur nutritive.

Nous n'allons cependant pas jusqu'à considérer la bière comme un aliment suffisant à l'homme; nous certifions toutefois qu'elle remplace très avantageusement toute autre boisson fermentée et que, en raison des principes nourrissants, digestifs, toniques et rafraîchissants dont elle est composée, elle est la boisson la plus saine, celle qui convient le mieux à tous les tempéraments et à tous les consommateurs.

Si, au lieu de nous tenir complètement sur le terrain de l'alimentation, nous négligeons pour un instant les propriétés nutritives de la bière, pour l'examiner simplement sous sa forme de boisson rafraîchissante, nous remarquons qu'elle est encore la boisson la plus avantageuse de toutes les boissons connues ; en effet, l'eau qu'elle renferme apaise la soif ; l'acide carbonique rafraîchit : l'alcool et les acides minéraux provoquent la digestion et influent favorablement sur la formation des os ; enfin, les extraits de houblon stimulent les muqueuses de l'estomac et actionnent les nerfs. Est-il possible, et nous le demandons sincèrement à toute personne sensée, indépendante, n'ayant pas de parti pris, de composer une boisson autre que la bière qui lui soit supérieure et qui possède à la fois toutes ces propriétés et toutes ces vertus ? Nous ne le croyons pas.

Nos membres des sociétés de tempérance, qui critiquent et rejettent la bière parce qu'elle est légèrement alcoolisée, et qui en revanche recommandent le café et le thé, sont dans l'erreur la plus profonde et commettent une vilaine action. Si ces membres étaient logiques et compétents, s'ils étaient véritablement sincères, ils ne feraient aucune difficulté pour comprendre qu'il n'existe aucune autre boisson que la bière qui soit à même de lutter plus avantageusement contre le fléau de l'alcoolisme ; et alors, au lieu de nous mettre dans l'obligation de les combattre, ils s'uniraient à nous et nous prêteraient leurs concours pour détruire un mal qui ne fait des ravages que dans les pays et les contrées où la consommation de la bière est peu répandue et où, pour le malheur des habitants, elle a peu de succès.

Il est certain que l'alcoolisme est un vice, un fléau des plus dangereux ; cela nous le savons et l'avons dit bien des fois. Le docteur Villette, qui s'occupe beaucoup de la tuberculose, déclare que la présence du bacille ne suffit pas pour produire la tuberculose ; il faut encore être prédisposé à la maladie par une cause d'affaiblissement. La cause la plus puissante est l'alcoolisme. Sur 100 alcooliques, 80 deviennent tuberculeux. Ne confondons pas l'alcoolisme avec l'ivrognerie. Beaucoup d'alcooliques n'ont jamais été ivres. Ce docteur ajoute : « A doses modérées et pris au repas, le vin n'est pas nuisible ; l'alcool, quelle que soit la quantité absorbée, est toujours mauvais. On devient alcoolique sans s'en douter et sans que l'on s'enivre, par l'habitude de l'apéritif, du petit verre d'alcool ou de liqueur, même par le vin pris à jeun. » Nous complétons les observations du docteur Villette, en disant que la bière, à la condition de n'en pas faire un véritable abus, n'engendre jamais l'alcoolisme, elle a donc un avantage considérable sur toutes les autres boissons.

Ces conditions admises, nous nous permettrons de faire observer aux sociétés de tempérance que nous combattons uniquement parce qu'elles attribuent à la bière des effets dont elle est complètement étrangère ; que le café et le thé sont nocifs, alors que la bière ne l'est pas ; en effet, le café et le thé renferment des alcaloïdes dans de fortes proportions ; or, comme le café et le thé se consomment généralement sous un volume fortement concentré, le poids de ces alcaloïdes s'y trouvant très

élevé, ils offrent en ce cas et tout naturellement un danger pour le consommateur ;
il en est tout autrement de la bière, dans
laquelle les alcaloïdes sont à l'état faible et
très dilué.

Tous les excès sont mauvais, cependant
ceux du thé ou du café sont plus dangereux
pour la santé que le sont ceux de la bière,
même que ceux du vin ; et les membres
des sociétés de tempérance se fourrent joli-
ment le doigt dans l'œil en délaissant la
bière dans l'intention de mieux se porter
et en buvant du thé, du café et même de
l'eau.

Sans critiquer la valeur de l'eau au point
de vue alimentaire, notre intention étant de
ne pas dépasser les limites de la vérité la
plus stricte, nous ne faisons donc aucune
difficulté d'admettre les propriétés qu'elle
possède et à reconnaître qu'elle forme la
majeure partie de nous-mêmes, puisque
notre corps représente environ les deux
tiers de son poids en eau et qu'il s'en produit continuellement, soit par évaporation,
soit par séparation, une déperdition qu'il
importe de remplacer afin de conserver à
nos organes leur fonctionnement régulier;

mais ce point établi, il reste à savoir s'il est préférable de procéder à ce remplacement en buvant de l'eau plutôt qu'en buvant de la bière.

Sous ce rapport aussi notre religion est faite ; nous prétendons, et en nous appuyant sur les renseignements que nous possédons sur ce sujet, qu'aucune hésitation ne doit être permise.

Il faut admettre que l'eau, quand elle est de bonne composition, qu'elle est pure, qu'elle est potable, possède les conditions nécessaires pour apaiser la soif et pour remplacer les quantités éliminées de notre organisme ; malheureusement, l'eau telle que nous la trouvons les trois quarts du temps dans la consommation, telle que nous la buvons, est infectée de germes végétaux ou animaux qui détruisent ses qualités et la rendent impropre à la consommation : dans cet état, elle constitue un véritable danger pour la santé publique. Ce danger est surtout rigoureux dans les villes, dans les grandes agglomérations où l'eau est captée à des distances souvent considérables et amenée dans les lieux de distribution et de consommation par des

canalisations dans lesquelles elle contracte
pendant son parcours un goût désagréable;
cette eau, conservée dans des réservoirs,
s'y contamine et perd les propriétés qu'elle
possédait à l'endroit de la captation. Il
n'est pas de doute que, lorsqu'elle se trouve
dans ces conditions, il est infiniment préférable de la remplacer par la bière.

Un savant professeur autrichien, le docteur Wartenhorst, qui s'est spécialisé dans
la question des eaux alimentaires, écrit
ceci : « Dans les villes, il faudrait non seulement recommander, mais imposer la
consommation d'une bière légère à la place
de l'eau, ce serait une mesure de garantie
pour la santé publique. Et, lorsque nous
voyons l'habitant des grands centres de
populations délaisser l'eau et boire de la
bière, nous nous en réjouissons et nous
disons qu'il a mille fois raison. »

Que monte l'opinion des buveurs d'eau
en face d'une affirmation aussi nette, aussi
précise ?

Pour bien fixer la valeur nutritive et
rafraîchissante de la bière, nous allons en
donner l'analyse :

Eau.	90 pour 100
Alcool	de 3 à 4 pour 100
Acide carbonique .	de 0.3 à 0.4 pour 100
Extrait	5 pour 100

Cette analyse ne se rapporte pas exactement à toutes les bières; elle représente néanmoins une moyenne et doit être considérée comme telle.

Dans un ouvrage que nous avons publié sur les « Bières d'exportation » et dans lequel nous exposions les propriétés de la bière, nous écrivions : « Pour concourir utilement à la propagande d'un produit, il faut d'abord apprendre à le connaître ; on ne s'intéresse réellement aux choses qu'autant qu'on les connaît et qu'elles vous inspirent confiance.

La bière possède en dehors de ses propriétés rafraîchissantes et toniques, qui font d'elle une boisson agréable et hygiénique, une valeur toute spéciale comme produit d'alimentation, voilà pourquoi beaucoup de médecins la recommandent aux personnes faibles et aux malades qui n'ont point d'appétit et qui ont besoin de trouver dans leur boisson un réconfortant aux forces épuisées et disparues. De toutes les boissons fermentées, la bière est celle qui contient le moins d'alcool, elle résout donc admirablement les conditions d'une boisson saine par excellence et répond aux exigences des trois quarts de nos hygiénistes et toxicologues disposés à attester les effets dangereux de l'alcool sur notre organisme.

En déclarant que la bière a une valeur toute spéciale pour l'alimentation et qu'elle possède des propriétés supérieures pour ramener la force et la santé, nous ne prétendons pas qu'elle puisse, à elle seule, constituer une nourriture complète et suffisante ; nous savons fort bien qu'en raison de sa teneur relativement faible en matières albuminoïdes, il faut encore d'autres aliments à l'homme pour le nourrir. Néanmoins, il est bon de rappeler que le fer dont l'influence sur la reconstitution et la richesse du sang est si précieuse, se trouve dans de plus fortes proportions dans la bière que dans beaucoup d'aliments solides, c'est pour cela qu'elle constitue l'un des meilleurs remèdes pour les personnes atteintes d'anémie. Sait-on que la viande de bœuf ne contient que 0.005 p. c. de fer,

celle de veau que 0.003 p.c., le poisson que
0.002 p. c., la pomme de terre que 0.002 p,
c., le pain que 0.005 p. c., l'œuf que 0.006
p. c., le melon et les lentilles que 0.008 p.
c., le vin que 0.010 p.c., tandis que la bière
en renferme 0.040 p. c. »

Nous disions cela à une époque où la
bière, déjà mise sur la sellette par quelques
propagateurs d'eaux minérales, comptait
cependant moins d'ennemis qu'aujour-
d'hui. Nous avons tenu à reproduire ces
lignes pour bien démontrer que notre in-
quiétude ausujet de la campagne que mènent nos ennemis remonte déjà à quelque
temps et que notre lutte est déjà ancienne.
Depuis cette époque déjà un peu reculée,
nous n'avons pas un seul instant perdu la
question de vue et nous avons saisi toutes
les occasions qui se sont présentées à nous
pour justifier la bière et pour faire valoir
ses propriétés exceptionnelles.

Nous avons la certitude, et c'est pour
nous un grand honneur et une satisfaction
dont nous sommes fiers, que notre campagne n'a pas toujours été vaine ; nous
avons eu, et en bien des circonstances,non
seulement dans nos organes profession-

nels, mais encore dans des journaux scientifiques et politiques que leurs directeurs ont eu l'obligeance de mettre à notre disposition, à soutenir un combat qui a bien souvent mis le public de notre côté et nos adversaires en déroute ; cependant, nous ne nous sommes jamais illusionné sur les résultats immédiats et positifs de la cause que nous défendons et que nous plaidons avec d'autant plus de chaleur et de conviction que nous la savons juste et honnête ; nous avons toujours pensé que pour réussir, notre bonne volonté et notre dévouement étaient insuffisants et qu'il nous fallait, pour arriver au succès, la confiance et le concours de tous les brasseurs. Notre devoir, nous ajouterons notre droit, est de solliciter cette confiance et ce concours avec lesquels nous arriverons à dissiper des erreurs ridiculement répandues et trop facilement agréées par un public qui écoute trop aisément les beaux parleurs et les hypocrites hableurs.

Afin de permettre aux consommateurs de se rendre bien compte des propriétés supérieures de la bière, nous nous sommes appliqué à en condenser toutes les vertus dans ce court exposé, de manière à rendre nos explications accessibles et intéressantes à tous ceux qui consentiront à nous lire.

Espérons que nous n'aurons ni perdu notre temps ni notre peine et que notre travail portera ses fruits. C'est sur ce vœu que nous terminons cette étude.

FIN.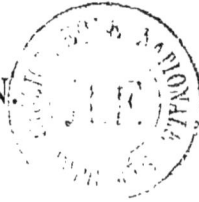

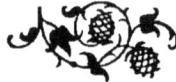

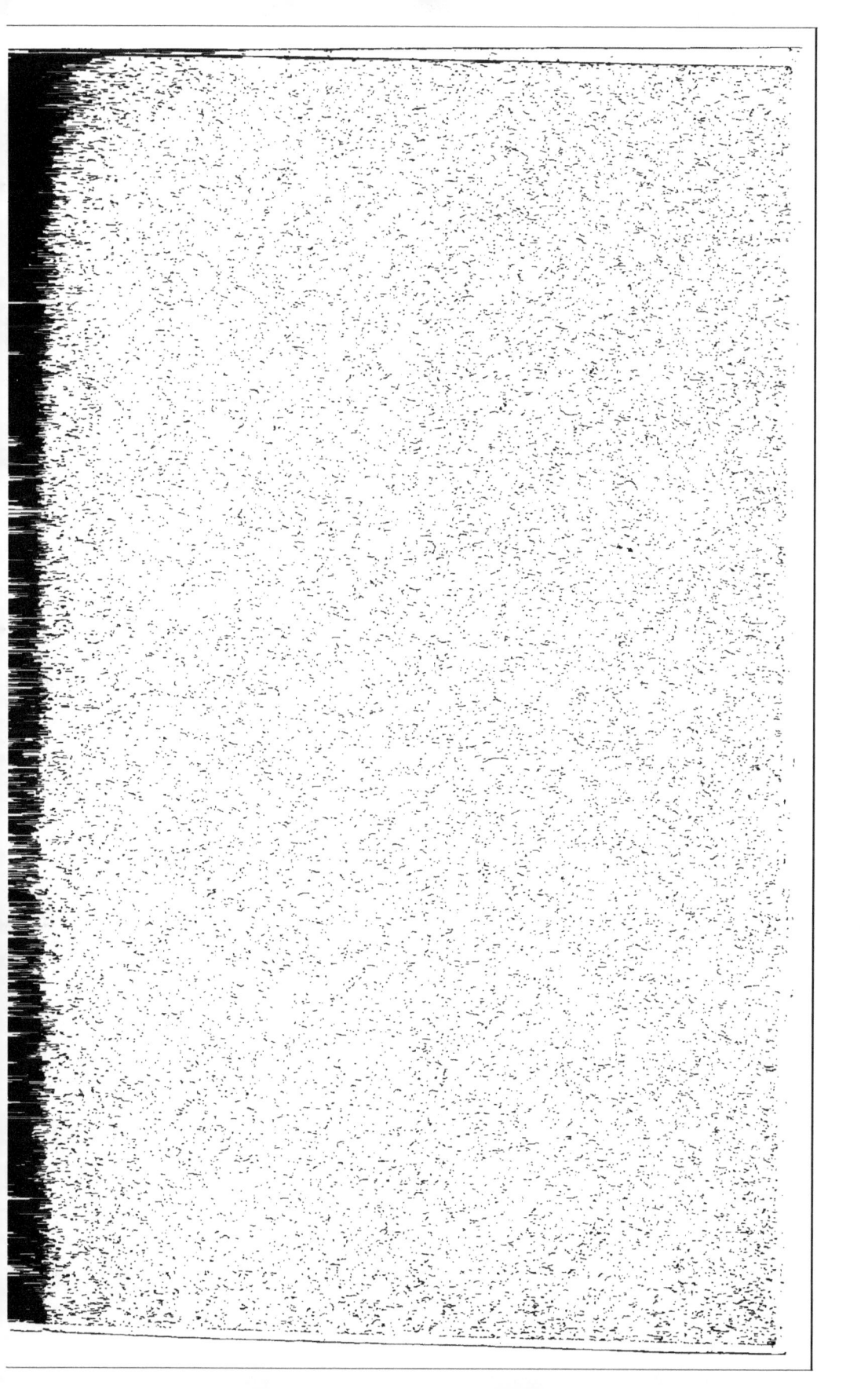

www.ingramcontent.com/pod-product-compliance
Lightning Source LLC
Chambersburg PA
CBHW070824210326
41520CB00011B/2095